U0288156

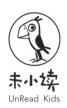

未小读
UnRead Kids

鲍勃练瑜伽

[英]马里恩·杜查斯 著绘

晓苏 译

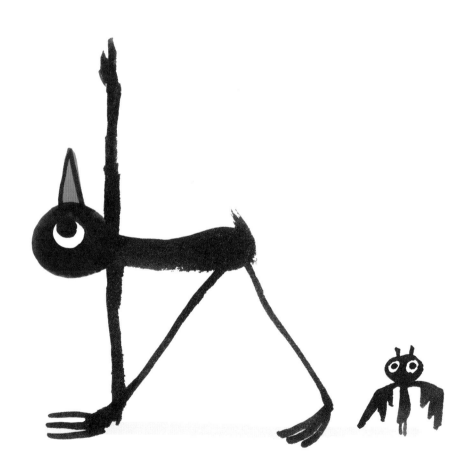

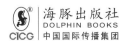
海豚出版社
DOLPHIN BOOKS
CICG 中国国际传播集团

图书在版编目（CIP）数据

鲍勃练瑜伽 / (英) 马里恩·杜查斯著绘 ; 晓苏译
. -- 北京 : 海豚出版社, 2023.7
ISBN 978-7-5110-6400-4

Ⅰ.①鲍… Ⅱ.①马… ②晓… Ⅲ.①瑜伽—少儿读
物 Ⅳ.①R161.1-49

中国国家版本馆CIP数据核字(2023)第084020号

Published by arrangement with Thames & Hudson Ltd, London
Yoga for Stiff Birds © 2023 Thames & Hudson Ltd, London
Text and Illustrations © M. Deuchars Ltd 2023
This edition first published in China in 2023 by United Sky (Beijing) New Media Co., Ltd.
Simplified Chinese edition © 2023 United Sky (Beijing) New Media Co., Ltd.

北京市版权局著作权合同登记号 图字：01-2023-1931号

鲍勃练瑜伽

[英] 马里恩·杜查斯 著绘

晓苏 译

出 版 人　王　磊
选题策划　联合天际
责任编辑　张国良　白　云
特约编辑　李晓苏　杨子兮
装帧设计　孙晓彤
责任印制　于浩杰　蔡　丽
法律顾问　中咨律师事务所　殷斌律师

出　　版　海豚出版社
社　　址　北京市西城区百万庄大街24号　邮编：100037
电　　话　010-68996147（总编室）
发　　行　未读（天津）文化传媒有限公司
印　　刷　北京华联印刷有限公司
开　　本　16开（889mm×1194mm）
印　　张　5.5
字　　数　44千
印　　数　10000
版　　次　2023年7月第1版　2023年7月第1次印刷
标准书号　ISBN 978-7-5110-6400-4
定　　价　88.00元

未小读
UnRead Kids
和世界一起长大

客服咨询

目录

本书旨在帮助刚开始练习瑜伽的人，也希望能鼓舞那些已经开启瑜伽之旅的人。

这是一本适合所有人的书。

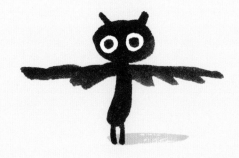

*在开始任何新的锻炼方式前，都请先咨询专业人士。

介绍

瑜伽是一种运动，也是一种生命哲学，起源于古印度，至今已有几千年历史，确切时间不详。"瑜伽"一词出自梵文"yuj"，意为"连接"和"集中注意力"。

现在很多人用各种体式来实践瑜伽。练习瑜伽可以让你慢下来，帮助你更好地呼吸，缓解压力，让身体变得更为舒适和柔软，也可以提高血清素的水平，增加幸福感。任何时候都可以开始学习和熟悉一些瑜伽体式（练习瑜伽时，身体保持在特定位置后形成的姿势）。

你可以在家自己练习瑜伽，也可以参加线上或线下的瑜伽课程。开始时一定要慢慢来，不要强迫身体停留在任何让自己觉得不舒服的体式上。进入体式时，可以停留几次呼吸的时间，让身体、呼吸和大脑感受平静与舒适。当你觉得不舒服的时候，可以缓慢地退出体式。

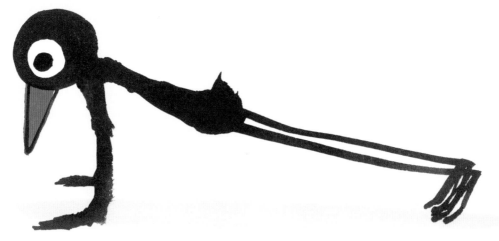

从哪里
开始?

从舒适的坐立体式开始。这是
瑜伽练习中最基础的体式，它
会是一个好的开始。

简易坐式

Sukhasana

坐立体式

双腿盘坐。
如果需要，可以用一块瑜伽砖
或卷起的毛巾垫在屁股下面。
展开双肩，
伸长脖颈，
双手放在膝上。

缓慢地
深呼吸。

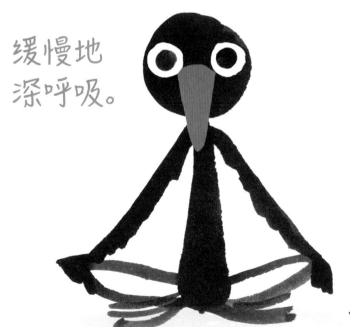

如果觉得盘坐不舒服，
也可以坐在椅子上。
这样可以减缓压力。

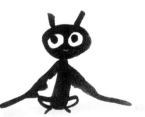

猫式呼吸

Marjaryasana

猫式呼吸可提升身体能量，激活脊柱。
练习时可以以三次为一组。

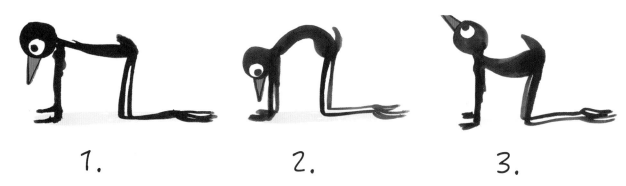

1.   2.   3.

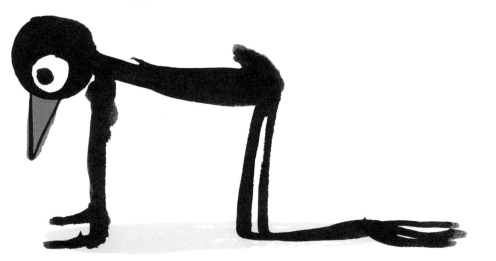

1. 四足跪姿式

Bharmanasana

从四肢着地开始，
臀部位于膝盖上方，
双肩位于手腕上方。
双膝分开与骨盆同宽。

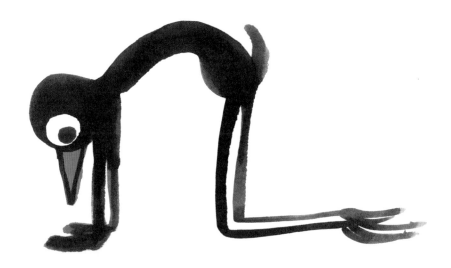

2.　猫式

Marjariasana

呼气时尾骨下沉，拱起背部，
放松脖颈，收紧并抬高腹部。

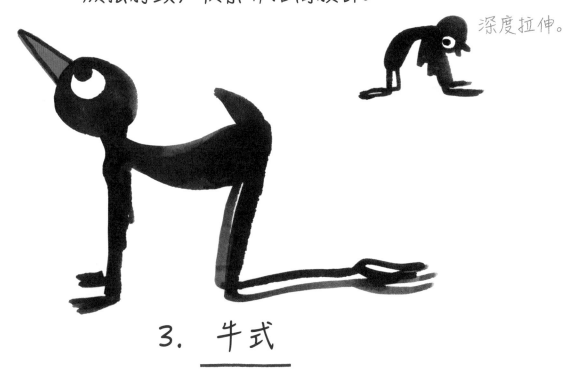

深度拉伸。

3.　牛式

Bitilasana

吸气时让背部后弯，放松腹部，
展开双肩并让它远离双耳，脖颈向上伸展。

斜板式

Kumbhakasana

手臂平衡体式

从俯卧姿势开始，弯曲肘部，双手平放于双肩正下方，勾起脚趾。

保持肚子收紧，抬起身体并把重心转移到双手和双脚。

想象有一根对角线从脚趾延伸到额头并不断延长。

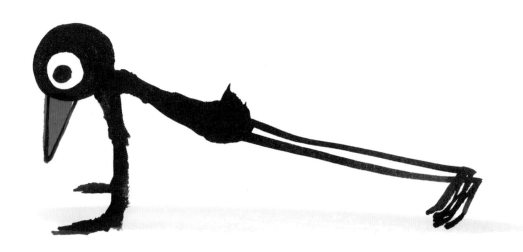

可以增强核心和脊柱的力量。

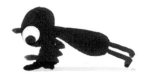

眼镜蛇式

Bhujangasana

后弯体式

从俯卧姿势开始，
双手平放在肩膀下方的地板上。
用下压手掌的力量缓慢地抬起上半身，
呼吸时把气集中到下背部，
感受脊柱的伸展。

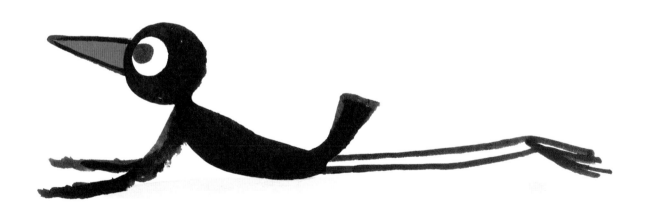

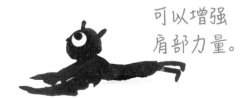

可以增强
肩部力量。

手臂上举式

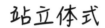

Urdhva Hastasana

站立体式

双脚分开与骨盆同宽，
吸气，举起双臂朝向天空。

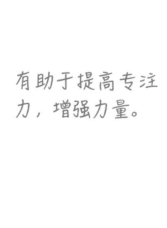

有助于提高专注
力，增强力量。

快乐婴儿式

Ananda Balasana

放松体式

平躺并弯曲膝盖，膝盖靠向胸部，
双手握住脚掌或脚踝的外侧，
轻缓地摇摆。

喜欢这
个体式！

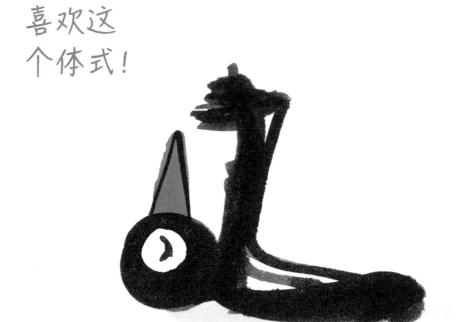

我会被
嘲笑的……

别和他人比较。

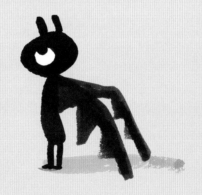

下犬式

Adho mukha Svanasana

站立体式

从四足跪姿式开始，双手分开，与肩同宽，勾起脚趾，抬起膝盖，臀部上提，伸展背部，可以弯曲双腿来缓解紧张。

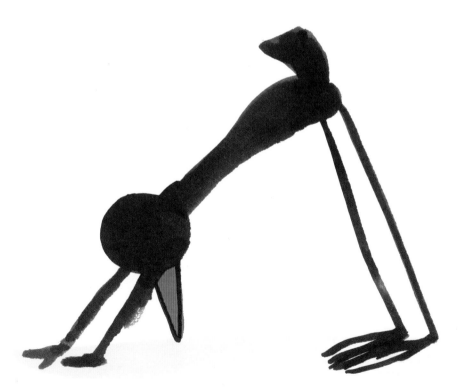

有助于缓解背部疼痛。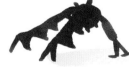

四柱式

Chaturanga Dandasana

手臂平衡体式

从俯卧姿势开始，双手放在肩膀下方，弯曲两肘，勾起脚趾，用下压的力量抬起身体。

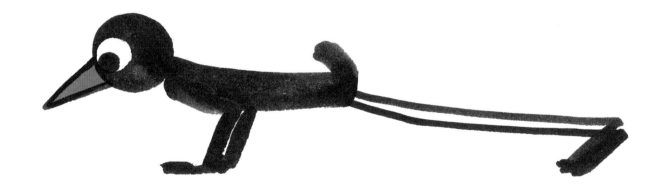

单腿下犬式

Eka Pada Adho Mukha Svanasana

站立体式

从下犬式开始，吸气时抬起一条
腿，使之与身体成一条直线。
用下压手掌的力支撑身体，保持
背部到脚部的延展。

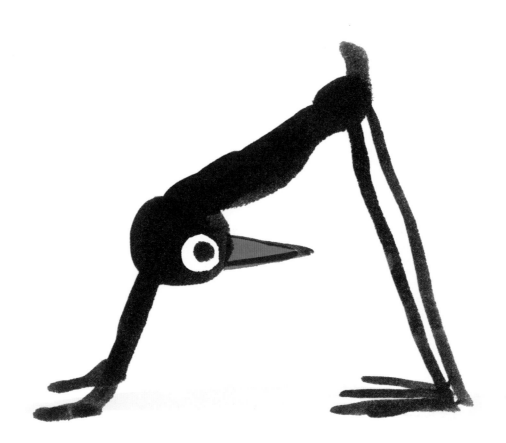

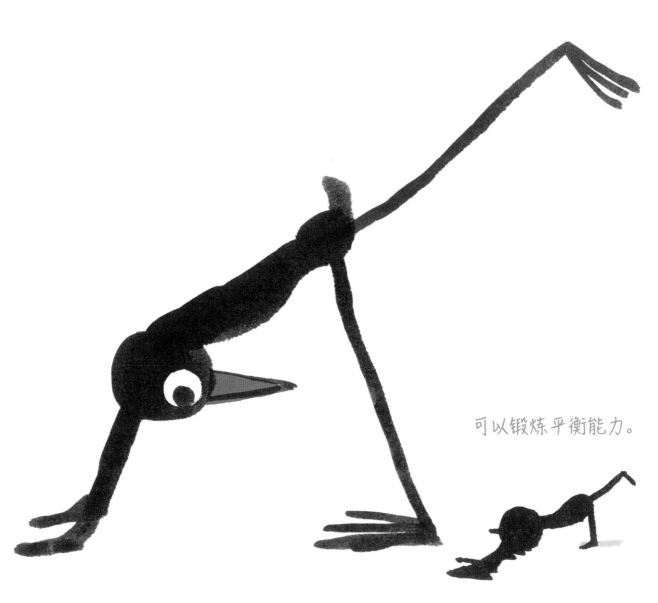

可以锻炼平衡能力。

15

背部伸展式

Paschimottanasana

坐立体式

呼气，从髋部开始向前折叠身体，双手放到腿或脚上。

就快做到了！

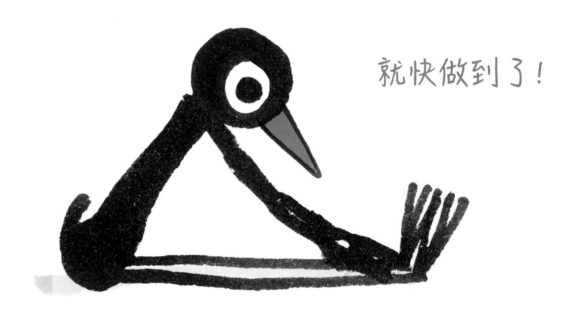

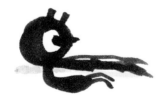

如果觉得不舒服，可以弯曲膝盖。

站立前屈式

Uttanasana

站立体式

呼气，从髋部开始折叠身体向下，
双手放在腿或脚上。

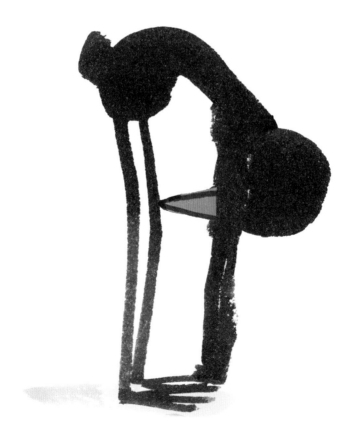

可以平静身心。

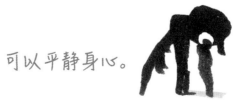

我做不了
这个……

慢慢来，
接受自己的身体。

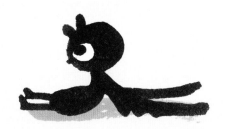

战士一式

Virabhadrasana I

站立体式

双脚分开与骨盆同宽，
髋部朝前，
右脚向前迈出一步并弯曲膝盖，
举起双臂朝向天空。

有助于锻炼平衡能力。

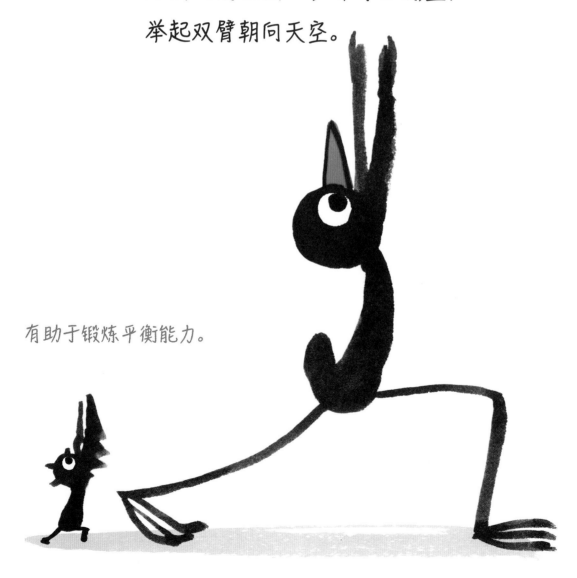

战士二式

Virabhadrasana Ⅱ

站立体式

双脚分开并保持平行，
左脚向内旋转45度，
右脚向外旋转90度，
弓步向右，膝盖位于脚踝正上方。
双臂侧平举，保持延展。
另一边重复同样的动作。

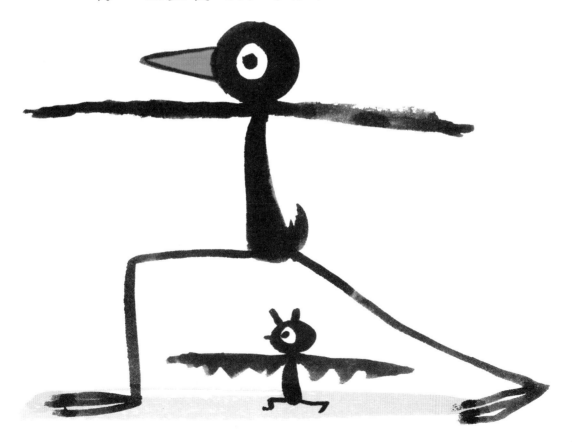

战士三式

Virabhadrasana III

站立体式

从髋部向前折叠身体，保持左腿
和左脚稳定，抬起右脚，
使腿与躯干和地面保持平行，
另一边重复同样的动作。

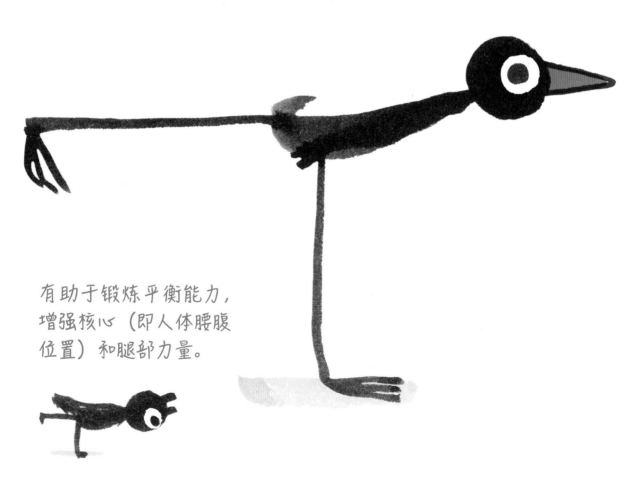

有助于锻炼平衡能力，
增强核心（即人体腰腹
位置）和腿部力量。

反战式

Viparita Virabhadrasana

站立体式

从战士二式开始，
举起右手臂，左手放在左大腿上，
用右侧身体来感受呼吸。

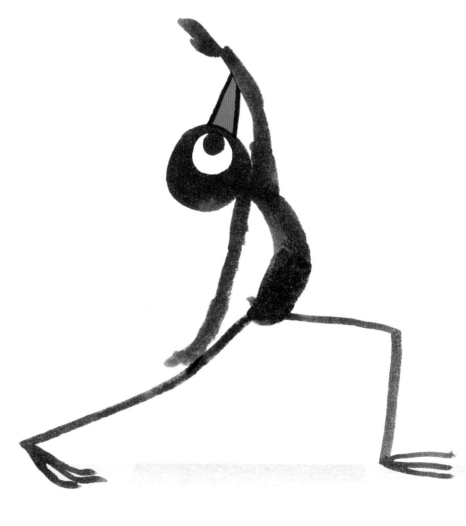

可以增强脊柱
的柔韧性。

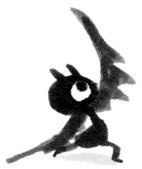

简单的瑜伽动作顺序

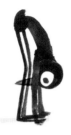

1.

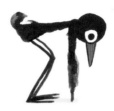

2.

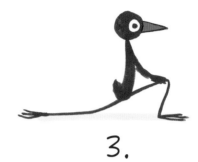

3.

1. 站立前屈式

Uttanasana

站立体式

呼气，从髋部开始折叠身体
向下，双手放在腿或脚上。

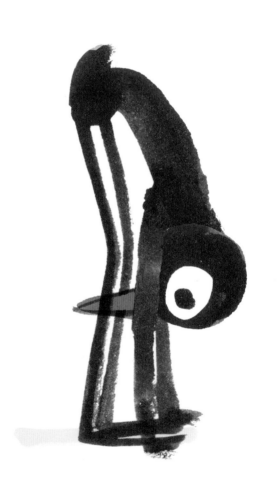

可以平静身心。

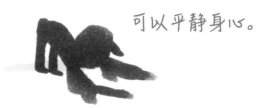

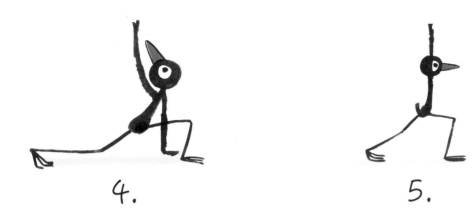

4.   5.

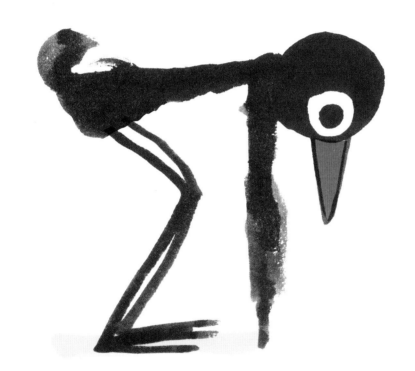

2. 半前屈式

Ardha Uttanasana

站立体式

吸气，抬起一半身体，背部保持平展。

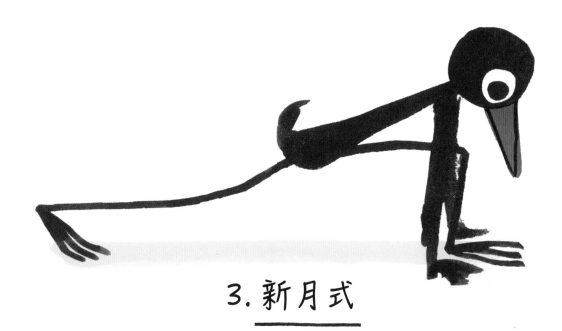

3. 新月式

Anjaneyasana

站立体式

变为新月式，右腿向
后伸长，弯曲左膝。

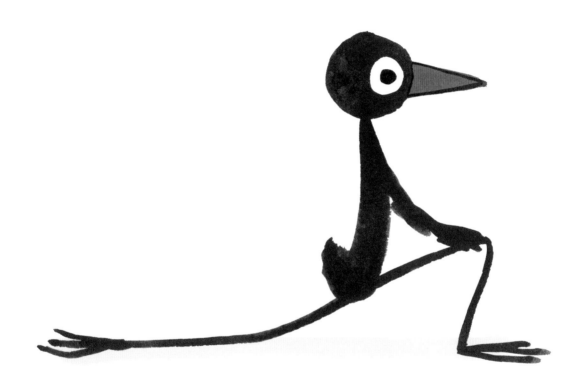

把手放在前腿膝盖或地
面上，后腿膝盖着地。

可以拉伸腿部、
手臂和背部。

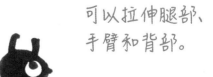

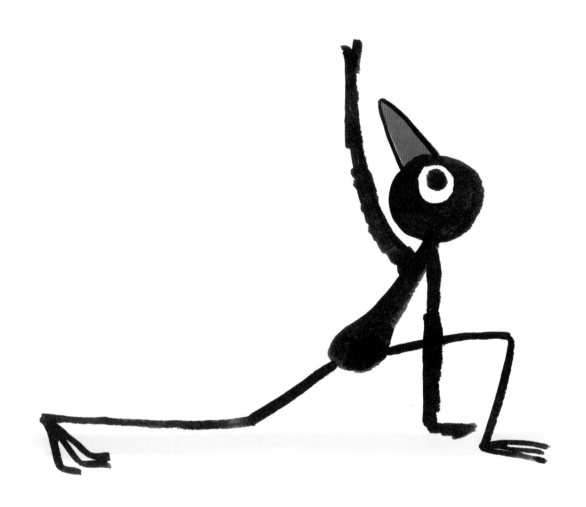

4. 新月式伸展扭转变体

Parivrtta Utthita Ashwa Sanchalanasana

站立体式

举起右臂。如果脖子感觉舒适的话，可以向上看。

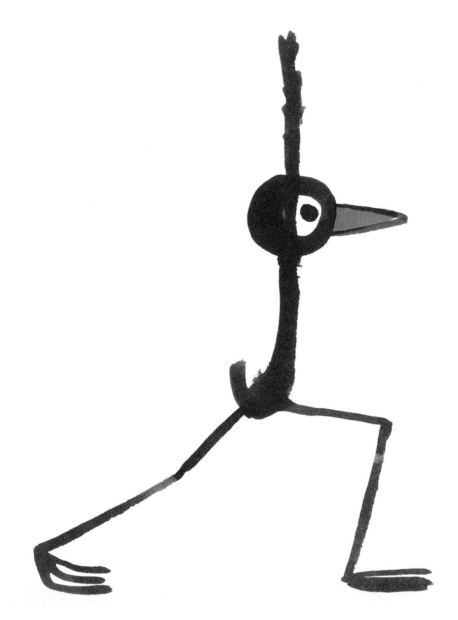

5. 高位弓步式

Ashta Chandrasana

站立体式

抬起前腿膝盖，使其位于脚踝正上方，
后腿尽可能伸直。
举起手臂，手掌相对。

增强大腿、髋部
和臀部的力量。

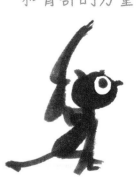

幻椅式

Utkatasana

站立体式

弯曲膝盖，想象自己轻轻地坐在椅子上，
尾骨下沉，
向天空举起双臂。
集中注意力，
目光看向地板前侧。

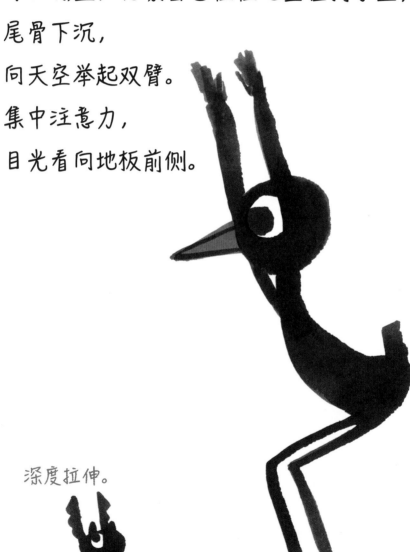

深度拉伸。

尝试用一面墙来支撑背部。

实际做起来比
看上去要难。

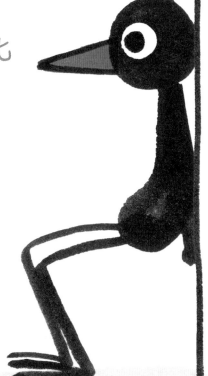

我没有
时间……

从每天坚持
五分钟开始！

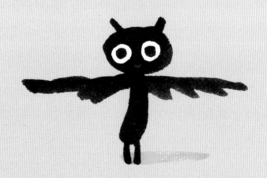

从坐立山式到背部伸展式

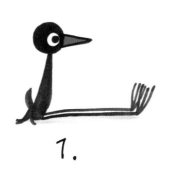 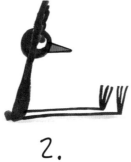 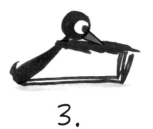

1.   2.   3.

坐立山式

Dandasana

坐立体式

1. 坐下（也可以坐在折叠的毯子上）。
腿伸直，手掌朝下。

保持肩部和
面部放松。

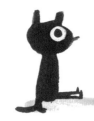 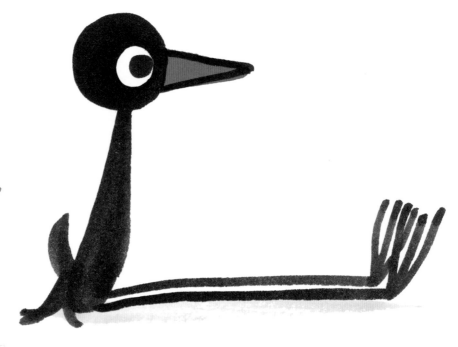

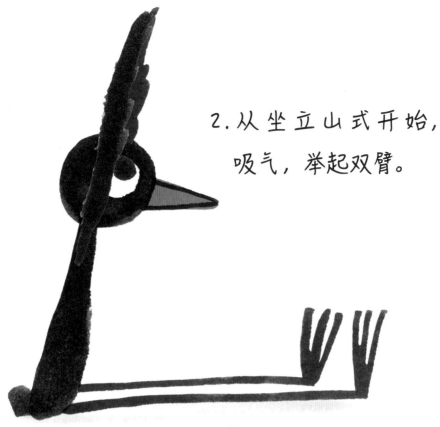

2. 从坐立山式开始，
吸气，举起双臂。

背部伸展式

paschimottanasana

坐立体式

3. 呼气，从髋部开始向前折叠
身体，双手放到腿或脚上。

有平静身心
的作用。

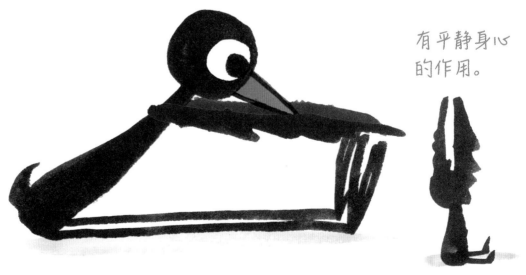

海豚式

Ardha pincha mayurasana

站立体式

从四足跪姿式开始，弯曲肘部贴靠地面，
屁股向上抬起，勾起脚趾。
可以弯曲膝盖缓解大腿后侧肌肉的紧张。

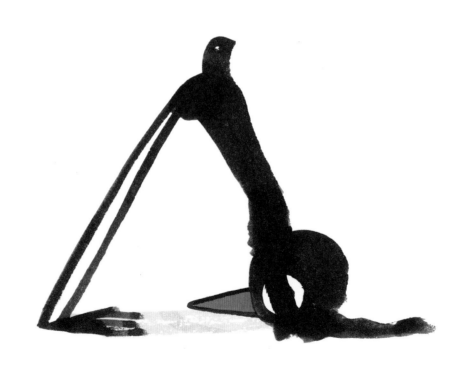

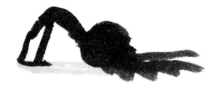

可以增强核心、肩膀、腿部的力量。

小狗伸展式

Uttana Shishosana

放松体式

从四足跪姿式开始，
保持屁股抬高，四肢着地，并将双手向前移动。
让胸腔向下沉，
放松前额，与地面贴靠在一起。

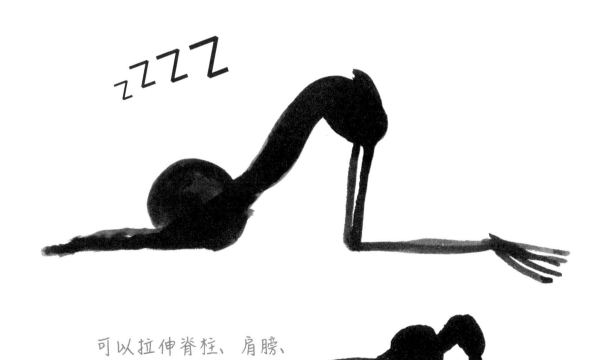

可以拉伸脊柱、肩膀、
手臂和上背部。

三角式

Utthita Trikonasana

站立体式

双腿分开，双脚位置与战士二式相同，
从臀部开始向右移动身体，肋骨向右延展，
随后把右手放到腿部或者地板上，举起左臂。
另一边重复同样的动作。

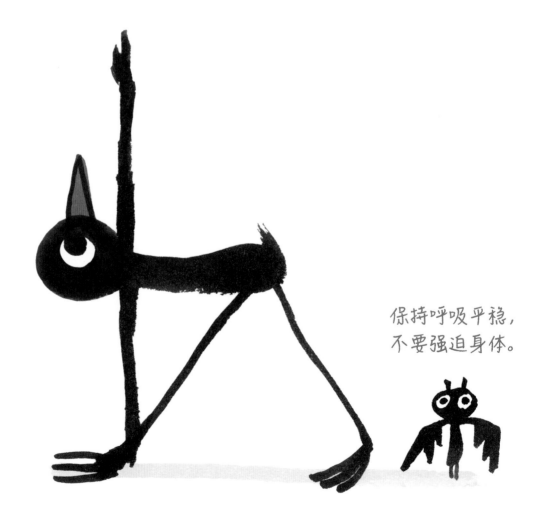

保持呼吸平稳，
不要强迫身体。

婴儿式

Balasana

放松体式

跪坐，双膝分开，双脚大脚趾相触。

躯干向前倾，同时尽可能保持坐骨向下。

双臂向前伸直或放在身体两侧。

我能从中
获得治愈。

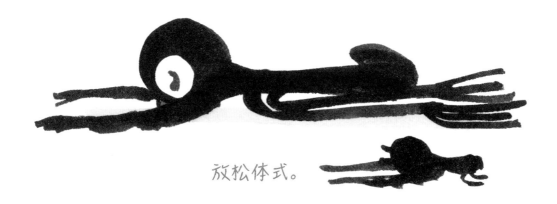

放松体式。

拜日式 A

Surya Namaskar A

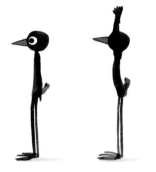 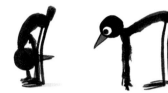 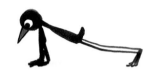 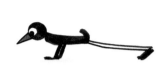

1.　　2.　　3.　　4.　　5.　　6.

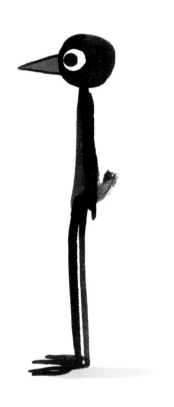 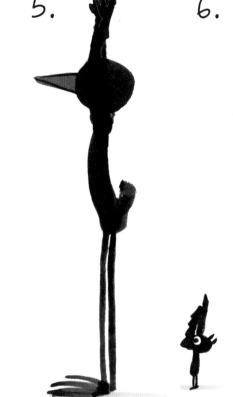

1. 站立山式

Tadasana

站立体式

站立，双脚分
开与骨盆同宽。

2. 手臂上举式

Urdhva Hastasana

站立体式

吸气，举起双手，
朝向天空。

拜日式是瑜伽体式中的一套组合体式（Vinyasa）。
这是开启一天的好方法，是对太阳带来的能量
表达感激之情的方式。

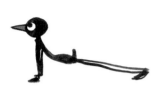 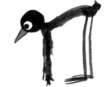 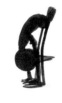 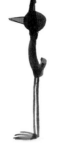 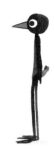

7.   8.   9.   10.   11.   12.

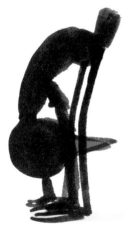
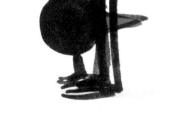
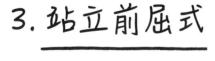

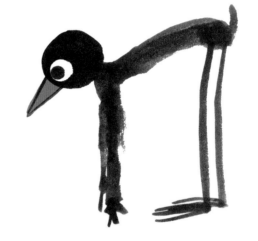

3. 站立前屈式

Uttanasana

站立体式

呼气，从髋部开始折叠身体向下，
双手放在腿或脚上。

4. 半前屈式

Ardha Uttanasana

站立体式

吸气，抬起一半身体，
背部保持平展。

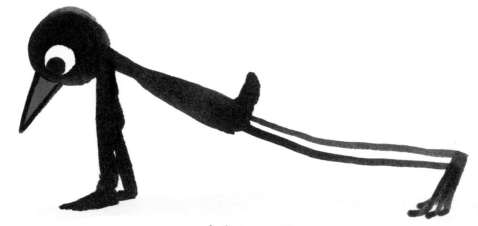

5. 斜板式

Kumbhakasana

手臂平衡体式

呼气，双脚向后进入斜板式，
如果需要，可以让双膝触地。

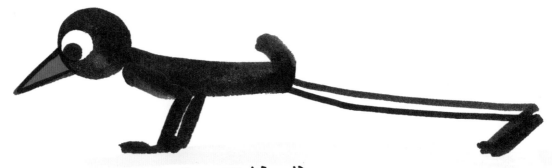

6. 四柱式

Chaturanga Dandasana

手臂平衡体式

呼气，双肘向后弯曲，身体向下沉。

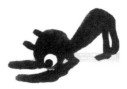

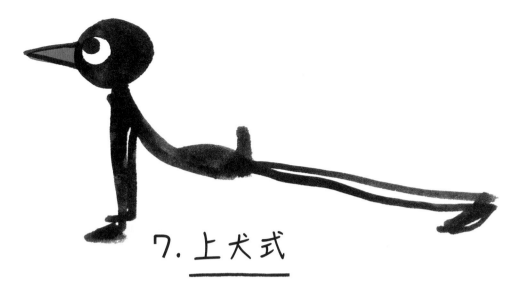

7. 上犬式

Urdhwa Mukha Svanasana

站立体式

吸气，伸直双臂，抬起胸部，脊柱向后弯曲。

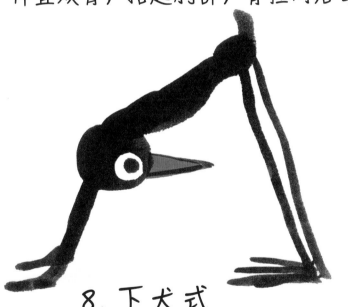

8. 下犬式

Adho Mukha Svanasana

站立体式

呼气，抬起臀部向上。

如果大腿后侧感到压力，可以弯曲膝盖。

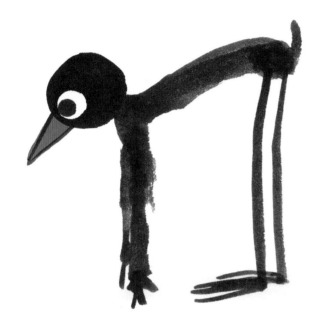

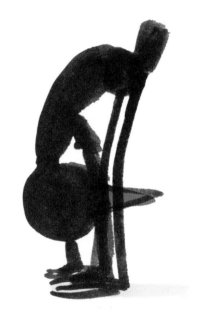

9. 半前屈式

Ardha Uttanasana

站立体式

吸气，双脚移回或跳回双手后侧。
双手放在腿或地面上，
抬起一半身体，背部保持平展。

10. 站立前屈式

Uttanasana

站立体式

呼气，身体向前折弯，
双手放在腿或者脚上。

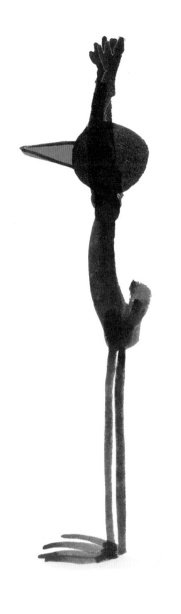

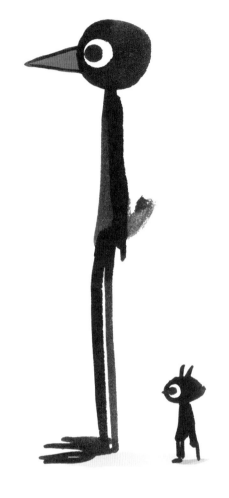

11. 手臂上举式

Urdhva Hastasana

站立体式

吸气，举起双手，
朝向天空。

12. 站立山式

Tasasana

站立体式

回到站立山式，
双脚用力下压地面。

我没法把
身体弯曲成
那样……

内心的宁静比柔软的
身体更加重要。

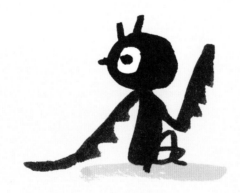

桥式

Setu Bandha Sarvangasana

后弯体式

平躺并弯曲膝盖，双脚分开与骨盆同宽，双脚下压。

吸气，抬起臀部，双手在下背部下方交握，继续抬高臀部。

翻转大臂根处，将肩膀拉向脚跟的方向，延长脊柱，双手和双脚用力下压。

呼气，从肩膀开始缓慢放落身体。

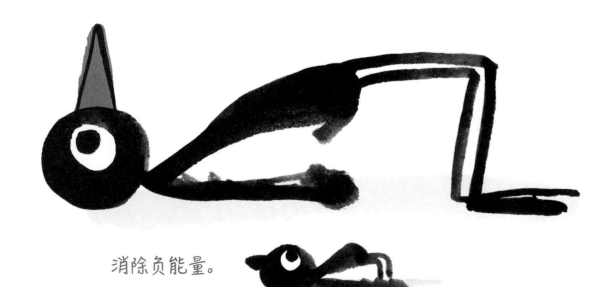

消除负能量。

鱼式

Matsyasana

倒立体式

平躺并弯曲膝盖，抬起臀部，双手滑
向臀部下方。

吸气，抬起并打开胸部后弯，
双肘用力下压，注意不要扭伤脖子。
如果觉得很难做到，可以在头下面垫
东西来支撑。

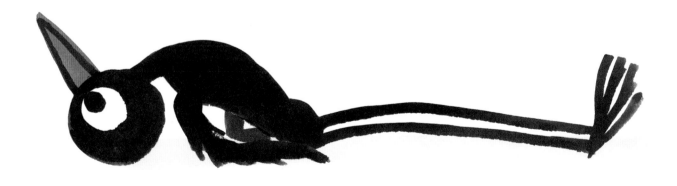

可以缓解脖颈和
喉部的压力。

花环式

Malasana

坐立体式

从站立姿势开始，双脚分开与骨盆同宽，转
动双腿朝外。

缓慢下蹲，伸展脊柱，打开胸腔，目视前方。

手掌在胸前合十。

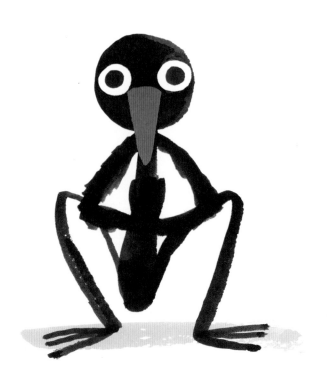

抬起脚后跟，如有需要可以坐在支撑物上。

对骨盆底和
消化系统有益。

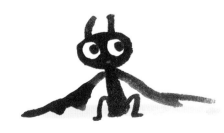

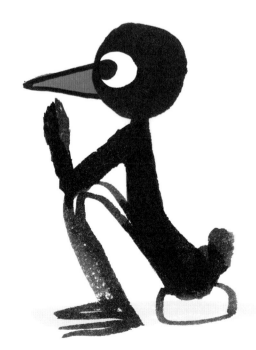

我是一棵树！

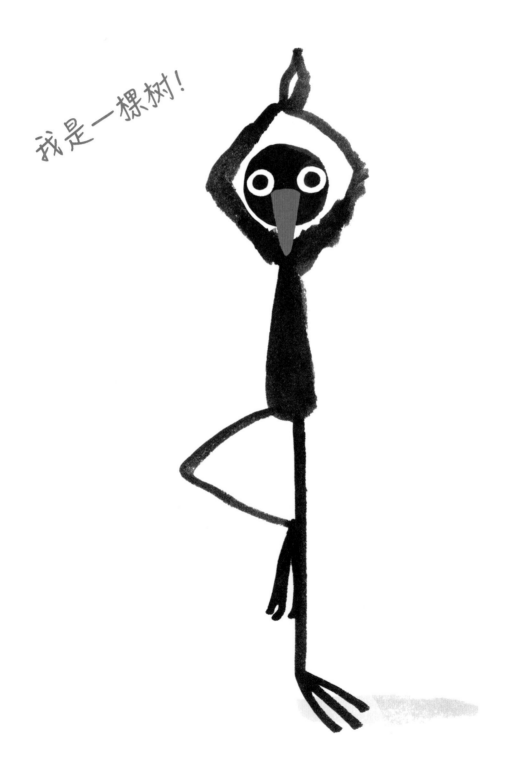

树式

Vrksasana

平衡体式

抬起一只脚贴在站立着的腿的内侧，
根据自身能力决定位置。
双手合十放在胸前或举向天空。
请放松地呼吸！

有助于锻炼平衡能力。

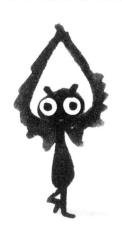

有助于增强力量的瑜伽体式

尝试做这些动作，每个动作保持五到十次呼吸的时间。

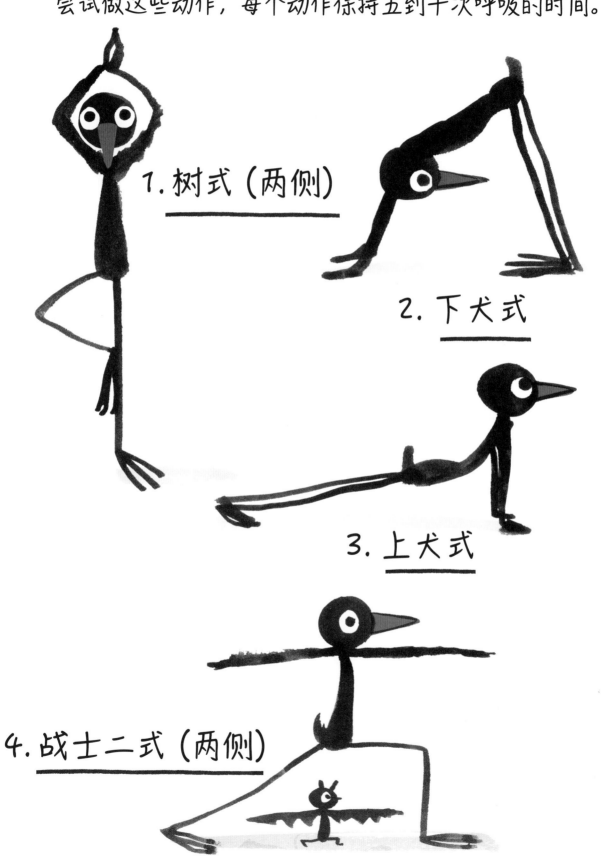

1. 树式（两侧）

2. 下犬式

3. 上犬式

4. 战士二式（两侧）

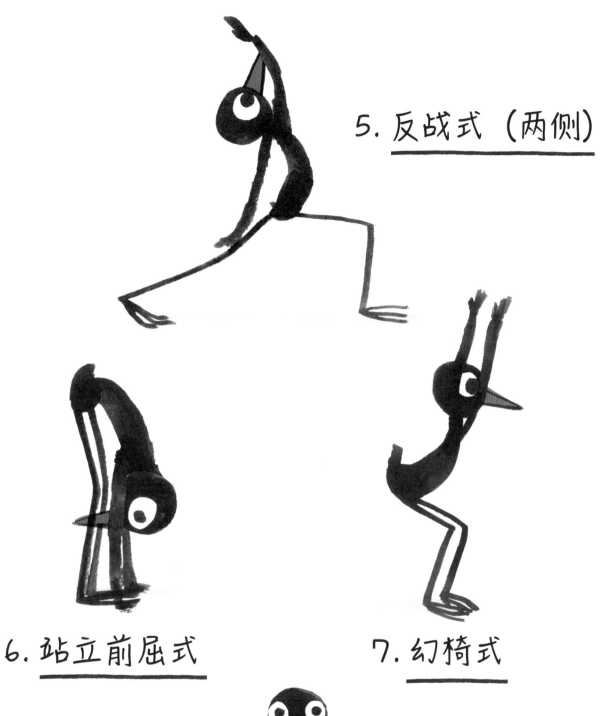

5. 反战式（两侧）

6. 站立前屈式

7. 幻椅式

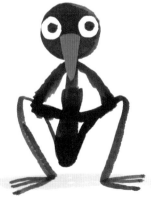

8. 花环式

我开始走
神了……

回到呼吸之中。

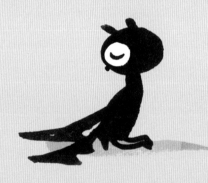

身体扭转。

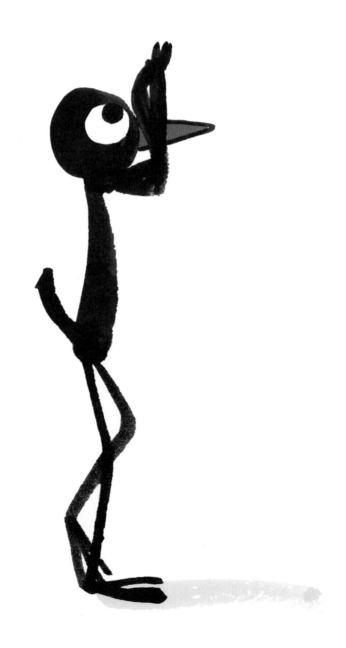

鹰式

Garudasana

平衡体式

从幻椅式开始，
抬起左腿放在右侧大腿上，交叉双腿，
交叉双臂，把右手放在左手上，呈"X"形，
然后弯曲肘部，将双臂相绕，双手更加贴近。
另一边重复相同的动作。

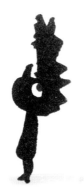

有助于锻炼平衡能力，
增强专注力。

鸽子式

Eka Pada Rajakapotasana

后弯体式

从四足跪姿式开始，
将左膝滑动到左手腕上侧，
左脚朝向右手腕，
放松右腿后侧，
臀部放下。
另一边重复相同的动作。

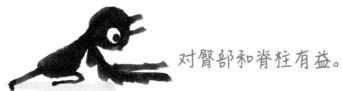

对臀部和脊柱有益。

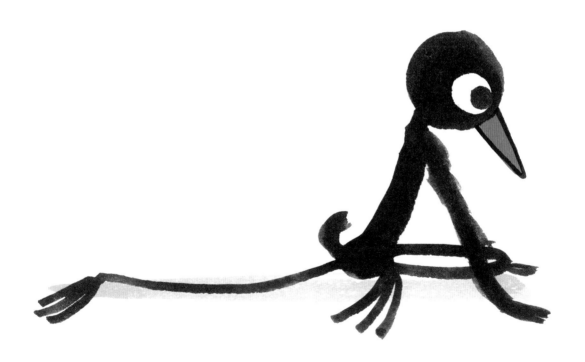

半鱼王式

Ardha Matsyendrasana

坐立体式

从坐立山式开始，
抬起右脚，放在左大腿外侧。
把左脚放在臀部右外侧，
呼气，缓慢旋转身体朝向右侧，
右手臂放在身体后侧，
左手臂抵在左膝上。
另一边重复相同的动作。

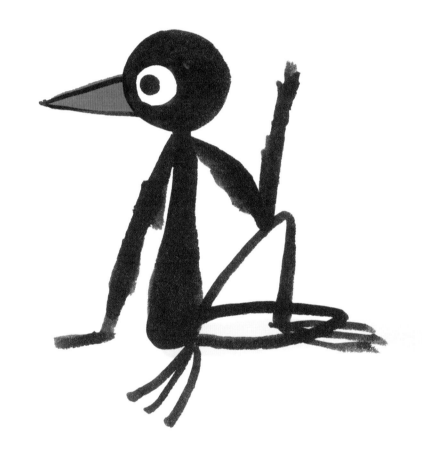

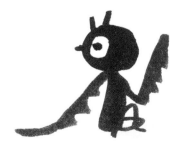

有助于保持体态
和促进消化。

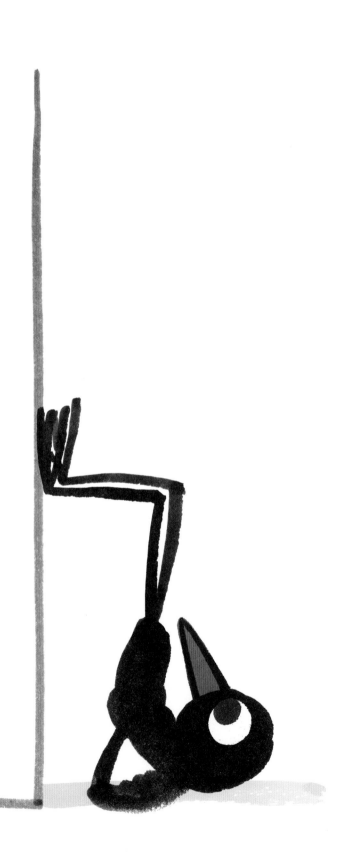

肩倒立式

Salamba Sarvangasana

倒立体式

肩倒立的柔和版进入方式是抬起
双脚压向墙面，
再从地面上抬起躯干，用双手支
撑起臀部。
脖子应该感觉很舒服。
这个体式是做犁式的良好准备。

有助于减轻压力
和防止晕眩。

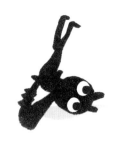

犁式

Halasana

倒置体式

从平躺开始，用手臂和双手下压的力量抬起双膝卷向胸前。

抬高臀部，用双手支撑背部。

当脊柱直立后，伸直双腿。

保持脊柱直立，放松手臂，将手放在地面上，手掌朝下。

退出体式时，沿椎骨一节节缓慢结束。

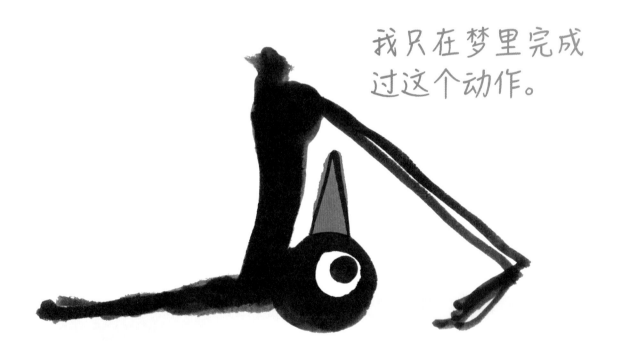

我只在梦里完成
过这个动作。

我也是。

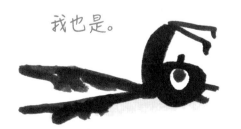

我做得还不
够好……

比昨天有进步。

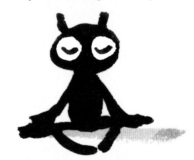

蝗虫式

Salabhasana

后弯体式

从俯卧姿势开始，
缓慢地抬起和伸展胸腔，
头部和双腿离开地面。
手臂向后伸展，
旋转肩部向外，
手掌朝向身体。

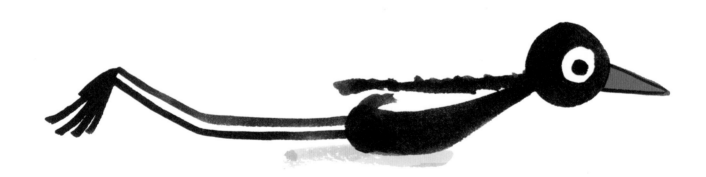

打开胸腔和肩膀。

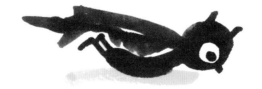

英雄坐

Virasana

坐立体式

跪坐，双膝并拢，双脚分开，
屁股坐在地面上，或者垫一个枕头。
让脊柱立直，
把双手放在大腿上。

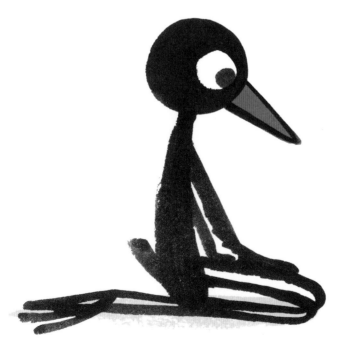

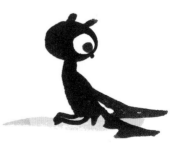

也可以选择盘腿坐。

挺尸式

Savasana

放松体式

挺尸式是最重要的瑜伽体式！
在练习的最后平躺下来，
感受呼吸，全身心沉浸在当下。

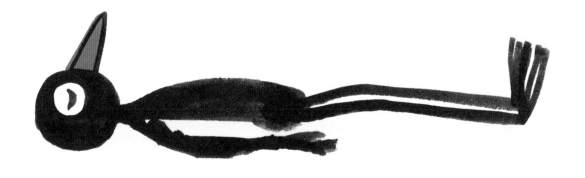

我最爱的瑜伽体式。

有助于睡眠的瑜伽体式

尝试做这些动作，每个动作保持五到十次呼吸的时间。

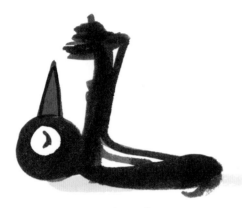

1. 快乐婴儿式

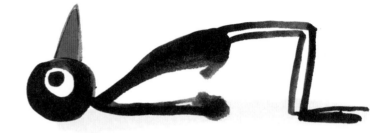

2. 桥式

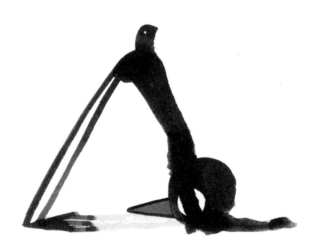

3. 海豚式

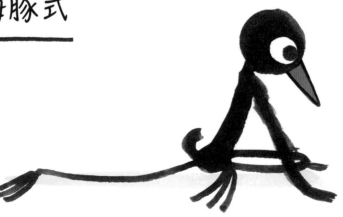

4. 鸽子式（两侧）

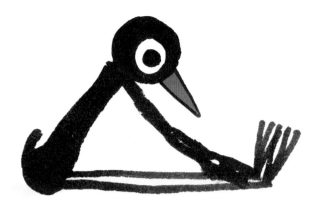

5. 背部伸展式

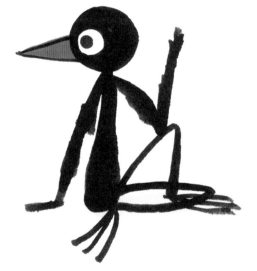

6. 半鱼王式（两侧）

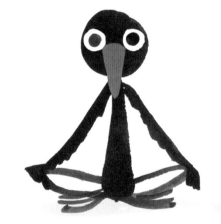

7. 简易坐式

8. 挺尸式

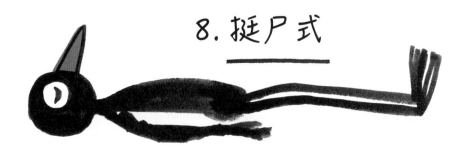

如果需要，随时可
以进入这个体式。

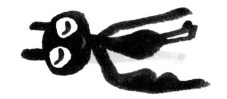

马里恩想要感谢扎拉·拉科姆、罗利·艾伦、盖诺·瑟蒙、费莉西蒂·奥德里、莱奥妮·泰勒，还有"城市蚂蚁"的凡妮莎·格林、安格斯·海兰德与Peters Fraser & Dunlop公司的伊丽莎白·谢克曼。本书能成为角鲨图书（Skittledog books）成立后发布的第一套图书的一员，我感到很荣幸。